AF321792

CATALOGUE

DES

MUSÉES ANATOMIQUES

RÉUNIS

DE

MM. PETERSEN ET BUIRON.

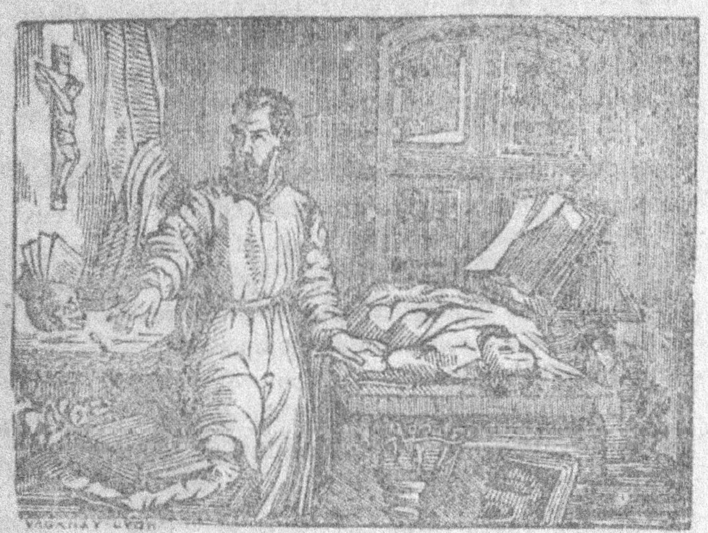

MARSEILLE

TYPOGRAPHIE ET LITHOGRAPHIE ARNAÙD ET Cᵃ,

Cannebière, 10.

—

1858.

PRÉFACE.

L'homme qui, par son intelligence, a l'ambition de dominer toute la nature par son génie, est aussi, il faut le reconnaître, par sa structure physique, le chef-d'œuvre de la création.

Quel meilleur emploi pourrait-il donc faire de ses facultés intellectuelles que de chercher à approfondir les merveilles que le Créateur a réalisées en lui-même ? N'est-ce pas ainsi qu'il suivait le précepte sublime de l'inscription du Temple de Delphes : *Connais-toi toi-même* ? Malheureusement cette connaissance approfondie, qui ne peut s'obtenir qu'au moyen de l'anatomie aidée par la plupart des sciences naturelles, n'est pas à la portée de tout le monde, puisque le sanctuaire de ces études est presque inaccessible à tous ceux qui ne peuvent se décider à y consacrer une partie considérable de leur vie et des dépenses encore plus considérables. Offrir à tous ceux qui se trouvent dans ce dernier cas, et faciliter en même temps les recherches des hommes spéciaux, tel est le double but que se proposent les propriétaires du Musée d'Anatomie. Cette collection est composée d'objets éminemment intéressants, soit en nature, soit préparés, dans la dernière perfection, sous la direction des plus célèbres professeurs de médecine de Paris, de Vienne, de Florence et de Munich.

Il y a lieu d'espérer qu'on saura gré aux propriétaires d'avoir exposé une collection qui, tant pour le choix et le nombre des objets que pour la perfection du travail, ne laisse rien à désirer.

CATALOGUE

DES

MUSÉES ANATOMIQUES

RÉUNIS

DE MM. PETERSEN ET BUIRON.

SECTION PREMIÈRE.

Embryologie.

1 Coupe verticale d'un bassin de femme représentant
    une partie de la colonne vertébrale, le rectum,
    le vagin, la vessie, le col de la matrice et l'ute-
    rus

2, 3, 4, 5, 6, 7, 8, 9, 10. *Embryon* d'un à 9 mois.

11 *Embryon* de 3 semaines.

12 *Embryon* d'un mois.

13 Le même grossi 80 fois.

14 *Embryon* de 6 semaines.

15 *Embryon* de 2 mois.

16 *Fœtus* de 3 mois.

17 *Fœtus* de 5 mois.

18 Un enfant à terme tenant au Placenta par le cordon
    ombilical.

19 La formation de l'homme d'un à 5 mois.

20 Un *fœtus* de 9 mois.

21 Un *fœtus* de 4 mois.

22 L'*embryon* de 8 jours avec le Placenta.

23 L'*embryon* de 15 jours.

24 L'*embryon* de 3 semaines.

25 L'*embryon* de 3 semaines, ressemblant à une larve
    courbée. — On remarque, quoique très-faible-
    ment, quelques indices des principaux organes,
    ainsi que les traces des membres supérieurs. Il
    pèse de 9 à 10 grains, et il a une longueur de 10
    à 12 lignes.

26 Un *embryon* de 4 semaines.

27	»	5	»
28	»	6	»
29	Un *fœtus*	7	»
30	»	8	»
31	»	9	»

32 Un *fœtus*　　10　　»
33　　　　　»　　11　　»
34　　　　　»　　12　　» mulâtre.
35　　　　　»　　13　　» ouvert. On distingue facile-
　　　　　　　　　　　　　ment les poumons le cœur,
　　　　　　　　　　　　　le foie et les intestins
36　　　　　»　　14　　»
37　　　　　»　　15　　»
38　　　　　»　　16　　»
39　　　　　»　　17　　»
40 Un *fœtus* de 18 semaines.
41　　　　　»　　5 mois.
42 *Fœtus* hydrocéphale de 5 mois.
43　　　　　» de 6 mois, le cerveau en dehors du crâne.
44　　　　　» de 6 mois.
45　　　　　» de 6 1/2 mois.
46　　　　　» de 7 mois.
47　　　　　» de 7 1/2 mois, monstre.
48, 49, 50, 51, 52, 53 *Fœtus* de 6, 7 et 8 mois, mons-
　　　truosités.
54 Un *fœtus* de 8 1/2 mois.
55　　　　　» de 9 mois, parvenu à sa maturité.
56 Phénomène né à V..... (Savoie), ayant deux corps,
　　　quatre bras, quatre jambes et une seule bouche.
57 Organes sexuels mâles.
58 Organes genito-urinaires de la femme.
59 La *vulve* d'une créole, avec les trompes de Fallope
　　　et les ovaires.
60 La *vulve* d'une créole dans sa virginité.
61 Cœur d'un enfant d'un an.
62 Une *matrice* dans le cinquième mois de grossesse.
63　　　　　» dans le troisième.
64　　　　　» en état normal.
65 La septième paire de nerfs.
66 Ulcération conservée dela dessection.
67 Le cœur d'un homme.
68 Un penis avec les conduits urinaires.
69 Un cœur d'adulte.
70, 71, 72 Vers solitaires.
73, 74, 75, 76, 77, 78, 79, 80, 81 Les squelettes admi-
　　　rables d'enfants du 1er au 9e mois.
82 La formation du poulet dans l'œuf.

SECTION II.

Préparations artificielles.

83 Coupe verticale d'une tête.
84 Organes sexuels, femelles.

85 Poumons tuberculeux.
86 Cancer d'estomac.
87 Ulcération typhoïde.
88 Moitié sous-diaphragmatique du tronc et les parties sexuelles femelles.
89 Tête, cou et une partie de la poitrine disséqués.
90 Parties génitales mâles.
91 Cœur avec artères et veines.
92 Une tête avec face dont la peau est enlevée et qui présente les muscles de la tempe, de la face et du cou, les artères, les veines, les nerfs, la glande parotide ; d'un autre côté l'on voit la moitié du cerveau débarrassée de la dure-mère.
93 Tête ou la moitié du crâne est enlevée et où l'on voit le cerveau débarrassé de la dure-mère, de la pie-mère et des vaisseaux.
94 L'oreille avec ses organes.
95 Les organes de l'oreille détaillés.
96 L'œil et la pomme de l'œil.
97 La tête, le pied et la cuisse.
98 Une tête avec la moitié de la poitrine où l'on remarque les muscles, nerfs, artères, vipres, ainsi que l'artère carotide. Cette pièce est le chef-d'œuvre du fameux professeur Schlem, de Berlin.
99 Une partie de la tête à laquelle est préparé l'œil avec le nerf optique, le nerf dentaire et les muscles de l'œil.
100 Le cœur démonté laisse voir aussi bien les ventricules que les diverses valvules du cœur avec les grandes artères et veines.
101 *Un crâne naturel.* Préparation des veines profondes de la face, dans leurs rapports avec les artères.
102 Tête d'un enfant de 12 ans.
103 Moitié gauche de la face et du cœur énormément grossi et se démontant pièce par pièce pour l'étude, mâchoire inférieure, glandes salivaires, sublinguales et sous-maxiliaires, arrière-bouche avec la langue, les muscles de la parole, de l'œsophage, arrière-gorge et trachée-artère.
104 Opération de la cataracte chez une fille de 18 ans.
105   »   »   »   chez un vieillard de 60 ans.
106 L'œil grossi pouvant être démonté comme suit : la tunique blanche (sclerot), la cornée, l'iris avec la pupile, le cristallin avec capsule, et enfin le corps vitré et le nerf optique.
107 L'œil grossi, coupe médiale.

SECTION III.

Maladies des Yeux.

Collection complète depuis le n° 108 jusqu'à 194.

SECTION IV.

L'Anatomie Chirurgicale.

195 Tête avec le col et la partie supérieure du tronc.
196 Creux de l'aisselle.
197 Membre supérieur entier (couche superficielle).
198 Membre supérieur entier (couche profonde).
199 Avant-bras, face dorsale.
200 Abdomen ou région thoraco-inguinale chez l'homme.
201 Cuisse disposée pour servir à la recherche de l'artère femorale.
202 Creux du jarret (côté droit).
203 Jambe (face externe).
204 Jambe (face interne).
205 Organes genito-urinaires chez l'homme (coupe médiale du bassin).
206 Organes genito-urinaires chez l'homme (deuxième partie).
207 Organes genito-urinaires chez la femme (première partie).
208 Organes genito-urinaires chez la femme (deuxième partie).
209 Bras et main d'un homme.
210 Une main avec les tendons.
211 Un tête coupée de profil.
212 Un bras avec les tendons et muscles.
213 Tête coupée en large par derrière.
214 Une tête dont on a enlevé le cerveau. Du côté droit on remarque le cerveau entier, tel qu'il a été enlevé de la tête; du côté gauche, la coupe médiale du cerveau avec la base ou l'arbre de la vie.
215 La langue avec ses muscles
216 L'estomac, le foie, la rate, les reins et le fiel.
217 Un pied avec les tendons.
218 Bassin d'homme coupé verticalement, dont la paroi intérieure et le seratum sont enlevés.
219 Bassin de jeune fille comprenant les parties sexuelles externes, le vagin, la matrice, les trompes de fallope, les deux ovaires et le rectum.
220 Substance cornée ayant pris naissance sur le front d'une femme, et atteint, dans l'espace de 4 ans, la longueur de 23 centimètres.

221 Une tête dont on enlève, par la préparation, la peau
du côté droit, ce qui permet de voir les nerfs
superficiels du visage le plus menu, la glande
salivaire de l'oreille avec son conduit de sortie;
la prunelle droite s'ouvre et laisse voir l'œil dans
sa coupe verticale. Cette pièce, artistement exé-
cutée, mérite d'être examinée avec une attention
toute spéciale.

222 Mme Dimanche, qui a vécu près de Paris jusqu'à
l'âge de 87 ans avec une excroissance en os.

223 Une tête à laquelle l'opération du trépan a été faite;
on remarque le cerveau dans la dure-mère.

224 Un petit garçon de huit ans, avec la poitrine et l'abdomen ouverts, où le sternum et les cartillages,
ainsi que les parties molles enlevées, les princi-
paux viscères mis à découvert.

225 Cavités thoracique et abdominale où l'on voit les
poumons, le cœur, le diaphragme, le foie, le vé-
sicule biliaire, l'estomac, la rate, les reins.

226 *Le grand sympathique*, provenant du Musée Dupuy-
tren, de Paris.
Distribution des sept premières paires de nerfs céré-
braux et portion céphalique du grand sympathique.

227 Une figure de femme représentée comme cadavre;
la partie grasse et jaunâtre au-devant du cou est
la glande thyro-hyoïde; la poitrine ouverte laisse
voir le cœur dans sa position naturelle, les grandes artères et veines, les poumons, les ramus-
cules des bronches, et enfin le diaphragme qui sé-
pare la cavité thoracique de la cavité abdominale:
l'expression artistement mise dans le visage de
cette figure mérite surtout de fixer l'attention.

228 Partie supérieure du tronc de la femme, où le sein
et ses téguments du côté droit étant enlevés, mon-
trent les muscles superficiels de la poitrine, du
cou et du bras, tandis que le côté gauche présente un sein disséqué, les lobules de la glande
mammaire, les canaux galactophores sous formes
de rayons blanchâtres, se rendant à la papille du
sein pour y aboutir aux orifices.

229 Coupe médiale du bassin d'une femme dans la grossesse de 5 mois.

230 Un uterus; grossesse de 5 mois. L'intestin grêle est

repoussé, la matrice est ouverte et l'on remarque
le fœtus.

231 Un fœtus de 2 mois dans l'amnios.
232 Un fœtus de 5 mois   »
233 Un fœtus de 9 mois, représentant sa circulation au
moment où l'on coupe le cordon ombilical.
234 Un fœtus de 9 mois.

SECTION V.

Les Accouchements.

235 *L'Accouchement aux forceps.* La position de l'enfant
étant régulière, il y a pourtant souvent des cir-
constances qui forcent l'accoucheur à prendre l'enfant par les instruments, tels qu'ils sont appliqués
à cette pièce; mais cette opération réussit presque chaque fois et sans danger.
236 Ce cas arrive quand l'enfant est trop gros et qu'il
présente le bras le premier. L'accoucheur est de-
mandé par la sage-femme; alors il est obligé d'in-
troduire sa main; après avoir assuré le bras par
un lacet, il cherche à saisir les deux pieds à la
fois et à faire tourner l'enfant sur lui-même, et à
le faire sortir ainsi les pieds les premiers. Cet accouchement occasionne plus de souffrance à la
mère que de danger.
237 La version, les mains de l'opérateur dans l'intérieur
de la matrice ramenant les pieds de l'enfant qui
se trouvent entrelacés par le cordon ombilical.
238 C'est quand l'enfant est trop gros, et présente le
derrière le premier. Alors l'accoucheur s'aide d'un
crochet avec lequel il tâche de tirer l'enfant par la
cuisse; il survient souvent, de cette opération,
de démettre le fémur.
239 Position des enfants jumeaux à 6 mois.
240 Accouchement par le crochet, présentation par le
siége, les mains de l'opérateur.
241 *Le déplacement du placenta.* L'enfant est déjà dehors, mais le placenta est resté attaché à l'utérus;
dans ce cas il faut que l'accoucheur introduise sa
main, pour l'ôter subitement, afin d'éviter l'hé-
morrhagie, qui est souvent suivie de la mort.
242 Accouchement par la face.
243 *La perforation.* Quand le bassin est déformé ou trop
étroit, l'accouchement laborieux est impossible,
et pour mettre la mère hors de danger, il faut que

l'accoucheur tue l'enfant à l'aide d'un instrument, écrase sa tête et le retire en morceaux.

244 Accouchement par les forceps ; l'on remarque les mains de l'opérateur au moment de retirer l'enfant qui se trouve avec la tête engagée dans les forceps, la mère est ouverte pour laisser voir la situation de l'enfant dans la matrice ; de chaque côté l'on voit les mains qui soutiennent la malade.

245 Opération césarienne faite sur la ligne blanche ; à la suite de l'opération le danger est une inflammation du péritoine.

246 Accouchement accidentel. Une jeune demoiselle de 17 ans, d'une famille noble de Munich, morte subitement au bal, au mois d'avril 1835 ; elle était enceinte ; pour dissimuler l'état de sa grossesse à ses parents, elle laçait journellement son corset de façon que l'enfant a eu les intestins écrasés, jambes broyées, plus une hernie avec inflammation.

Maladies de l'utérus.

247 Col de l'utérus d'une jeune fille à l'âge de puberté (état sain).

248 Col de l'utérus d'une femme ayant eu des enfants (état sain).

249 Cancer ulcéré.

250 Cancer ulcéré.

250 Tuméfaction du museau de tanche et petites tumeurs rouges, molasses et vasculeuses.

251 Museau de tanche très-tuméfié, ulcération très-étendue.

252 Congestion sanguine avec granulations blanches à la surface du museau de tanche (jeune femme de 18 ans).

253 Tuméfaction considérable du reste du museau de tanche, mouchetures rougeâtres à la surface.

254 Tuméfaction, sensibilité du museau de tanche ; son orifice est entouré de nombreuses vésicules transparentes semblables à des groseilles blanches. Perte de sang abondante.

255 Museau de tanche très-développé, très-dur, bosselé à la surface, d'un blanc rose : orifice largement ouvert, abus du coït, habitude de la masturbation.

256 Ulcération de la lèvre antérieure du col, la lèvre postérieure très-allongée, matière purulente sortant avec abondance de la cavité de la matrice.

257 Vésicules miliaires sur le museau de tanche l'utérus
    d'un rouge foncé, museau de tanche d'un brun
    violâtre.

258 Prolapsus complet à la suite d'une chute

259 L'opération de la taille ou le système de faire l'opé-
    ration de la pierre ; l'on voit les mains des opé-
    rateurs.

260. Représentation d'une hernie double ou étranglée.

261 Petit tableau de femme, représentant l'opération
    césarienne.

262 Petit tableau de femme, représentant l'estomac.

263 Placenta d'une femme, l'extérieur.

264 Le Bassin d'une femme, bien vaste.

265 Placenta d'une femme, l'intérieur.

266 Petit tableau d'une femme, représentant les reins

267 Petit tableau d'une femme, représentant tout l'in-
    térieur.

268 Poumons et cœur d'une victime de la phtisie pul-
    monaire.

269, 270, 271, 272. Petits tableaux d'hommes, repré-
    sentant les muscles.

273. Rhinoplastique. Restauration du nez en entier ;
    méthode indienne.

274 Hermaphrodite femelle ayant le clitoris développé.

275 Hermaphrodite mâle où le clitoris est très-prononcé.

266 Le clitoris prolongé d'une Hottentote.

277 Hermaphrodite. Le scrotum est fendu.

278   »   Le scrotum est fendu en 2 parties.

279   »   Une verge extrêmement courte.

280   »   Deux boutons en forme de cerise.

281   »   Le même mais écarté.

SECTION VI.

Pathologie spéciale. — Syphilis.

282 Tête d'une fille de 17 ans, morte de la maladie vé-
    nérienne, à la charité, à Paris.

283 Tête d'une femme publique de 28 ans, l'œil gauche
    détruit, l'arcade sourcilière nécrosé.

284 Tête d'une femme de 25 ans, syphilis constitu-
    tionnelle.

285 Tête d'un soldat infecté de pustules africaines à la
    face.

386 Homme de 60 ans. Phénomènes tertiaires de la
    syphilis.

287 Tête d'un nègre avec syphilis constitutionelle.

288 Effets de la masturbation chez une fille de 17 ans

289 Affection syphilitique contractée par la muqueuse
de l'anus.

290 Le corps d'une fille de 17 ans , enceinte de 4 mois ,
dont les seins et les parties sexuelles sont totale-
ment détruits.

291 Accidents secondaires , pustules muqueuses , pla-
ques , végétations , framboises.

292 Ulcère rongeant la marge de l'anus. Ulcérations de
la région anale , de la fesse compliquée de carie.

294 Nègre atteint d'une carie frontale et des os de la
pommette.

295 Perte de l'œil gauche et du nez , ulcération de la
peau,

296 Ulcérations de la face réputées syphilitiques avec
carie et difformité horrible.

297 Effets de la masturbation chez une jeune femme.

298 Ulcération de la langue et hypertrophie de cet
organe

299 Tête du nommé Guyard , recouverte de pustules
ulcérées et croûteuses en forme de corne.

300 jusqu'à 330. La syphilis ou maladie vénérienne aux
parties génitales , chez l'homme ainsi que chez la
femme.

331. Corps d'un homme dont la peau supérieure de la
tête est enlevée. On remarque le cerveau dépourvu
de la dura-mater, ainsi que les muscles.

332 *Le corps d'une femme qui se démonte complètement.*
Cette figure , le chef-d'œuvre de ce Musée , se
démonte dans toutes ses parties , ce qui fournit à
chacun la meilleure occasion de se procurer, en
fort peu de temps , un coup-d'œil exact de la
merveilleuse construction du corps humain.

333 *Le corps d'une femme de grandeur naturelle,* moulé
sur le cadavre d'une jeune fille de 18 ans , qui
s'est asphyxiée par le moyen de charbon , étant
enceinte de deux mois.

334 *Une momie originaire d'Egypte ,* très-bien conservée, dans son cercueil original, qui date de quel-
ques mille ans, et dont les bandelettes qui l'entou-
raient sont enlevées.

335 Un pied bien formé d'une momie féminine entouré
de ses bandelettes.

336 La partie inférieure (c'est-à-dire entre la cheville et
le genou) d'une jambe parfaitement momifiée.

337 Le corps du fameux sauvage des îles de la Séné-
gambie.

RACES HUMAINES

DES

CINQ PARTIES DU MONDE.

EUROPE.

338 **Samoyèdes.**

ASIE.

339 **Tartare.**
340 **Indien-Chinois.**
341 **Kalmouck.**

342 **Japonais.**
343 **Circassienne.**

OCÉANIE.

344 **Papouas ou Vaigo.**
Australien et son fils.
345 **Pere.**
346 **Fils.**
347 **Heki**, chef supérieur

348 **Ribi**, femme.
349 **Na Ga**, jeune fille.
350 **Pomama**, jeune garçon.
351 **Jeune fille** des îles Philippines.

AFRIQUE.

358 **Nubienne.**
359 **Jeune nègre** de 9 ans, de l'Afrique du Sud.
360 **Cafre.**

361 **Femme Hottentote.**
362 **Ethiopienne.**
363 **L'Homme des Bois.**
364 **Abyssinien.**

AMÉRIQUE.

365 **Schakoka.**
366 **Mallcolo.**
367 **Mulâtresse.**

368 **Femme de la Californie.**

OSTIOLOGIE.

De 369 à 400. Collection de squelettes d'homme, de femme et de fœtus.

Ainsi qu'une grande quantité de préparations en carton pierre.

FIN DU CATALOGUE.